Prolongando la vida del paciente con diabetes

Dr. Raymundo Palma Cuacuamoxtla

Información de la imprenta disponible en la última página

Fecha de revisión: 05/27/2016

Para realizar pedidos de este libro, contacte con:
Palibrio LLC
1663 Liberty Drive
Suite 200
Bloomington, IN 47403
Gratis desde EE. UU. al 877.407.5847
Gratis desde México al 01.800.288.2243
Gratis desde España al 900.866.949
Desde otro país al +1.812.671.9757
Fax: 01.812.355.1576
ventas@palibrio.com

Contents

Introducción ix

Objetivo del libro xi

Capítulo 1 Conociendo la diabetes 1

¿Qué es la diabetes? 2

Clasificación de diabetes..3

Diabetes tipo 1 4

Diabetes tipo 2 5

Diabetes gestacional 6

Síntomas de diabetes...7

Criterios diagnósticos de diabetes 8

Criterios diagnósticos de diabetes gestacional.............9

Prediabetes..10

Hemoglobina glucosilada...11

Valores normales de glucosa en sangre 12

Interpretación de los resultados de laboratorio 12

Factores de riesgo para desarrollar diabetes 13

Detección de diabetes 14

Capítulo 2 Llevando a cabo el tratamiento para el adecuado control de la diabetes 15

Objetivo del tratamiento para la diabetes 16

Partes del tratamiento de la diabetes 17

Educación en diabetes 18

Dieta 19

Dieta correcta para un paciente con diabetes 20

Alimentos más importantes en la dieta 21

Frutas 22

Verduras 23

Leguminosas 24

Alimentos de origen animal 25

Cereales y tubérculos 26

Calorías 27

Carbohidratos 28

Lípidos 29

Proteínas 30

Fibra 31

Vitaminas y minerales 31

Requerimiento calórico diario 32

Plan de alimentación 33

Plan de alimentación de 1,200cal 34

Plan de alimentación de 1,500cal 35

Plan de alimentación de 1,800cal 36

Plan de alimentación de 2,000cal 37

Sistema de equivalentes 38

Porciones equivalentes de verduras 39

Porciones equivalentes de alimentos de origen animal
muy bajos en grasa 40

Porciones equivalentes de alimentos de origen animal bajos en grasa...41

Porciones equivalentes de alimentos de origen animal moderados en grasa 42

Porciones equivalentes de leguminosas 43

Porciones equivalentes de cereales 44

Porciones equivalentes de frutas................................45

Porciones equivalentes de grasas 46

Horario y frecuencia de las comidas............................47

Ejercicio 48

Tipo de ejercicio..49

Intensidad del ejercicio 50

Medicamentos para controlar la diabetes....................51

Medicamentos antidiabéticos o hipoglucemiantes orales 52

Biguanidas 53

Sulfonilureas 54

Tiazolidinedionas 56

Insulina 57

Inicio del tratamiento farmacológico............................58

Medicamento para iniciar el tratamiento 59

Dosis de metformina..60

Dosis de glibenclamida..61

Combinación de 2 fármacos 63

Combinación de 3 fármacos 64

Insulina en la terapia triple 65

Utilización de insulina 67

Sitios de inyección de la insulina..................................68

Zona preferida para la administración de insulina 69

Zona menos preferida para administrar insulina.........70

Inyección de la insulina 71

Técnica para la administración de insulina............................ 72

Reutilizar las agujas de insulina 75

Conservación de la insulina 76

Auto monitoreo de glucosa 77

Horario para la medición de glucosa capilar........................ 78

Técnica para la medición de glucosa capilar........................ 79

Hoja de registro del auto-monitoreo de glucosa.................. 81

Criterios de buen control de la diabetes 82

Criterios de buen control de diabetes gestacional............... 83

Capítulo 3 Reconociendo las complicaciones agudas de la diabetes

Capítulo 3 Reconociendo las complicaciones agudas de la
diabetes 85

Complicaciones agudas de la diabetes 86

Hipoglucemia... 87

Causas de hipoglucemia.. 88

Tratamiento de la hipoglicemia... 89

Hiperglucemia severa 90

Causas de hiperglucemia severa 91

Tratamiento de la hiperglucemia severa 92

Cetoacidosis diabética... 93

Causas de cetoacidosis diabética.. 94

Tratamiento para la cetoacidosis diabética 95

Capítulo 4 Conociendo las complicaciones crónicas de la Diabetes

Capítulo 4 Conociendo las complicaciones crónicas de la
Diabetes 97

Complicaciones crónicas de la diabetes................................ 98

Infarto del miocardio 99

Infarto cerebral 100

Retinopatía diabética... 101

Insuficiencia renal crónica 102

Neuropatía diabética 104

Pie diabético.. 105

Disfunción eréctil 106

**Capítulo 5 Controlando las enfermedades asociadas a la
diabetes**.. 107

Hipertensión arterial 108

Tipos de hipertensión arterial 109

Cuándo checarse la presión arterial 110

Técnica para medir la presión arterial...................................... 111

Tratamiento de la hipertensión arterial 112

Hábitos a mejorar para controlar la presión arterial................. 113

Medicamentos para controlar la presión arterial...................... 114

Meta de control de las cifras de presión arterial 115

Dislipidemia... 116

Obesidad 118

Capítulo 6 Previniendo la Diabetes y sus complicaciones......... 121

Prevenir la diabetes.. 122

Prevenir las complicaciones de la diabetes 123

Introducción

La **diabetes** es una enfermedad crónica, cuya frecuencia ha aumentado en los últimos decenios, tanto en adultos, adolescentes y niños de todo el mundo, convirtiéndose en **una de las enfermedades más frecuentes**, catalogándose como una **epidemia** y un **problema de salud pública** a nivel mundial.

La diabetes mellitus tipo 2, tiene un factor predisponente que es la herencia, pero que necesita de factores ambientales desencadenantes para desarrollarse. Una vez presente la diabetes es **silenciosa los primeros años** por eso aproximadamente 9 de cada 10 pacientes con diabetes no alcanzan sus metas de control glucémico, permitiendo su progresión, y la aparición de **múltiples complicaciones** crónicas e irreversibles, tales como la **enfermedad vascular cerebral, retinopatía diabética** y ceguera, **infarto agudo al miocardio, enfermedad renal crónica, insuficiencia vascular periférica, neuropatía diabética, pie diabético** y **amputaciones**, las cuales ocupan las **principales causas de discapacidad y de mortalidad** en todo el mundo.

Objetivo del libro

El objetivo de este libro es **proporcionarle toda la información** necesaria para poder **prevenir la diabetes**, y si ya la tiene como lograr **controlarla**, para d**isminuir el daño** progresivo a sus **órganos vitales**, tales como el **corazón**, el **cerebro**, los **riñones**, la **vista**, etc., logrando **evitar** la **muerte prematura**, **prolongándole la vida con calidad**, y disfrutando de un envejecimiento saludable, con sus **funciones mentales y físicas integras**, sin secuela de ceguera, infarto del miocardio, insuficiencia renal con diálisis, dolores por neuropatía, impotencia sexual, amputaciones etc.

Capítulo I

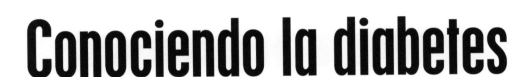

Conociendo la diabetes

¿Qué es la diabetes?

La diabetes es una **enfermedad crónica**, que tiene un factor predisponente que es la herencia y un conjunto de factores desencadenantes favorecidos por un estilo de vida no saludable, caracterizándose por **concentraciones elevadas de glucosa** en sangre, debido a que el **páncreas no produce** la cantidad adecuada de **insulina** o porque el organismo no utiliza eficazmente la insulina producida.

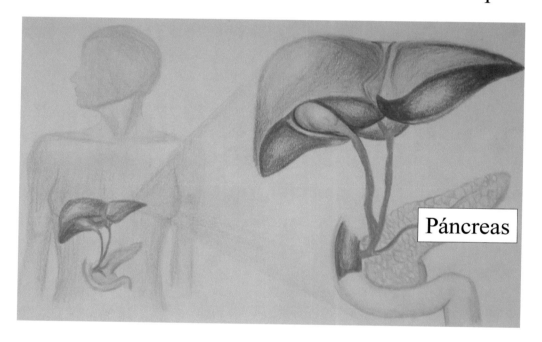

Páncreas

El aumento de glucosa en la sangre o hiperglucemia en forma prolongada o repetida daña gravemente muchos órganos y sistemas sobre todo el cerebro, los ojos, el corazón, los riñones, los pies y los nervios periféricos.

Clasificación de diabetes

La diabetes se clasificación en **4 tipos** principales:

1. **Diabetes tipo 1**. Consiste en una deficiencia absoluta de insulina debido a la destrucción de las células β del páncreas.

2. **Diabetes tipo 2**. Consiste en un déficit progresivo de la secreción de insulina, que se superpone a una situación de resistencia a dicha insulina.

3. **Diabetes gestacional** es la que se diagnostica durante el embarazo.

4. **Otros tipos específicos de diabetes** por otras causas, como alteraciones genéticas en la función de las células β del páncreas, defectos genéticos en la acción de la insulina, enfermedades del páncreas y, diabetes inducida por fármacos o productos químicos.w

Diabetes tipo 1

La diabetes tipo 1, usualmente **se presenta durante la niñez** o la adolescencia.

Es ocasionada porque las células beta del **páncreas no producen insulina.**

La causa principal es una acción llamada autoinmune del sistema de defensa del organismo que ataca a las células beta del organismo.

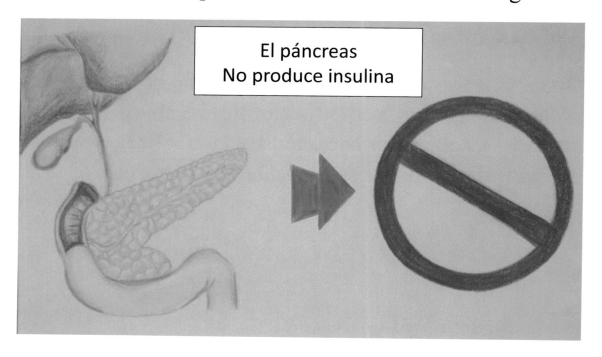

El páncreas
No produce insulina

Los pacientes con diabetes tipo 1 desde temprana edad **necesitan inyectarse diariamente insulina.**

Diabetes tipo 2

La diabetes tipo 2 es la **más común**, representa el 90% de los casos y se presenta en la **edad adulta**, aunque actualmente se desarrolla a más temprana edad.

Ocurre cuando el **páncreas no produce suficiente insulina, o** cuando hay **incapacidad para ser utilizada** a lo que se llama resistencia a la insulina.

La causa es un factor predisponente que es la **herencia más un estilo de vida no saludable** que conduce a la obesidad lo que ocasiona la resistencia a la insulina y niveles altos de glucosa en la sangre.

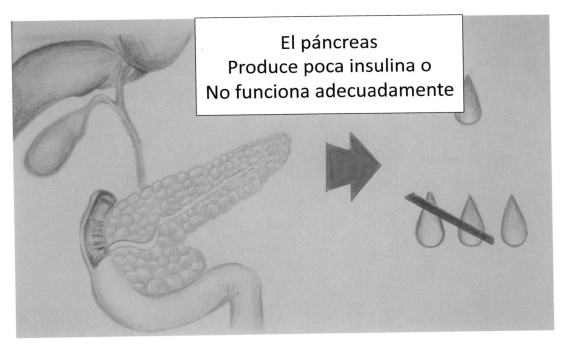

El páncreas
Produce poca insulina o
No funciona adecuadamente

Diabetes gestacional

La diabetes gestacional consiste en la **intolerancia a la glucosa**, manifestada por concentraciones altas de glucosa en la sangre, que se detecta por primera vez **durante el embarazo**, incrementando el riesgo de parto prematuro, muerte del bebé y/o de la madre.

Cuando una pacientes al embarazarse ya tiene diabetes tipo 1 o 2, se le llama diabetes pre gestacional. En estas pacientes existe mayor riesgo de abortos y malformaciones congénitas.

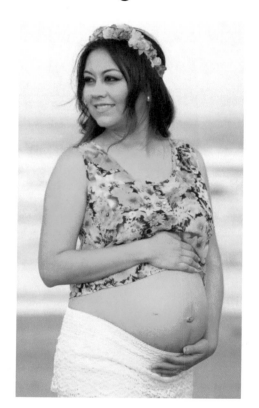

Síntomas de diabetes

La mayoría de los pacientes **no** presentan **síntomas** durante los **primeros años** de iniciada la diabetes.

Los **síntomas** suelen aparecer **cuando hay descontrol** severo de la glucosa **o** ante la presencia de **complicaciones**.

Los síntomas que se presentan cuando hay descontrol de la glucosa habitualmente son aumento de la frecuencia urinaria (**poliuria**), mucha sed (**polidipsia**), hambre (**polifagia**) y **baja de peso** inexplicable.

Los síntomas que se presentan cundo ya existe una complicación van a depender del órgano predominantemente dañado, así por ejemplo los pacientes con retinopatía diabética manifiestan **alteraciones de la visión**, y los pacientes con neuropatía diabética manifiestan sensación de **adormecimiento y dolores en los pies**.

En ocasiones el primer síntoma puede ser la **pérdida de fuerza de la mitad del cuerpo** debido a infarto cerebral, en otros es **el dolor torácico** por infarto al corazón.

Actualmente se ha incrementado el número de casos que acuden a recibir atención médica por **nauseas** o por sensación de **falta de aire** detectándoseles la presencia de insuficiencia renal crónica en fase terminal.

Criterios diagnósticos de diabetes

El **diagnóstico de diabetes** se establece con cualquiera de los siguientes resultados de laboratorio:

➤ **Glucosa en ayunas igual o mayor de 126** mg/dL en más de una ocasión, con ocho o más horas de ayuno, en el estudio de laboratorio llamado química sanguínea

➤ **Glucosa igual o mayor de 200 mg/dL a las 2 horas** después de administrar una carga de 75 gramos de glucosa disuelta en agua, en el estudio de laboratorio llamado **curva de tolerancia a la glucosa.**

➤ Síntomas característicos como: mucha sed y excreción excesiva de orina, acompañados de glucosa casual igual o **mayor de 200 mg/dL**

➤ **Hemoglobina glucosilada (HbA1c) mayor a 6.5%** en estudio de laboratorio.

Criterios diagnósticos de diabetes gestacional

El diagnóstico de diabetes gestacional se establece mediante un estudio de laboratorio llamado **prueba de tolerancia oral,** que cosiste en administrar 75 g de glucosa, y posteriormente se miden sus niveles en sangre.

Se considera **diabetes gestacional** si excede los siguientes valores:

➤ **Glucosa en ayunas >92 mg/dl**

➤ **Glucosa 1 hora pos-carga >180 mg/dl**

➤ **Glucosa 2 hora pos-carga > 153 mg/dl**

Prediabetes

Se usa el término de prediabetes o intolerancia a la glucosa en aquellas personas en los que los niveles de glucosa no cumplen criterios de diabetes pero tampoco pueden ser considerados normales:

➢ Glucemia basal alterada: **glucosa** plasmática en a**yunas** de **100 a 125** mg/dl

➢ Intolerancia a la glucosa: **glucosa** plasmática de **140 a 199** mg/dl, a las **2 horas** después **de administrar** una carga de 75 gramos de **glucosa** disuelta en agua.

➢ Hemoglobina **glucosilada: 5.7 a 6.4 %**

Hemoglobina glucosilada

La hemoglobina glucosilada (HbA1c o A1c) es un estudio de laboratorio que nos indica la cantidad de glucosa adherida a la hemoglobina en los glóbulos rojos, y está directamente relacionada con la **concentración de glucosa en la sangre**.

La medición de la hemoglobina puede dar un valor aproximado de los **niveles de glucosa en sangre durante un periodo de 120 días**, debido a que esa es la vida aproximada de los glóbulos rojos.

Se recomienda a las personas con diabetes **realizarse** esta prueba en la evaluación inicial y **cada 3 a 6 meses**.

A continuación se menciona la correlación de la A1C con la glucosa promedio

A1c (%)	Glucosa (mg/dl)
6	126
7	154
8	183
9	212
10	240
11	269
12	298

Valores normales de glucosa en sangre

Glucosa normal: 70 a 99mg/100ml en ayunas

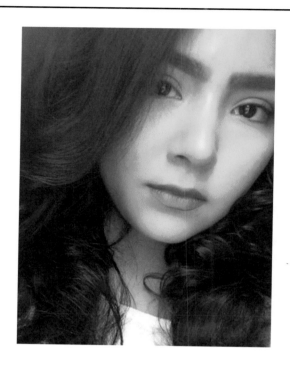

Interpretación de los resultados de laboratorio

Glucosa en ayunas	Interpretación
70 a 99 mg	Normal
100-125mg	Prediabetes
≥126mg	Diabetes

Factores de riesgo para desarrollar diabetes

➢ La **raza** latina, nativo americano, afroamericano, asiático americano, y los de la isla del pacifico.

➢ Tener **familiar con diabetes**

➢ Realizar p**oca actividad física**

➢ Tener **obesidad**

➢ La **presión alta** >140/90 mmHg ó con un tratamiento antihipertensivo

➢ El **colesterol** o los **triglicéridos** altos.

➢ Mujeres que han tenido un niño que pesó >4kg o que presentaron glucosa alta durante el embarazo

➢ El **ovario poliquístico**.

Detección de diabetes

Debe investigarse diabetes en personas asintomáticas, de cualquier edad con **sobrepeso u obesidad**, y **con** uno o más **factores de riesgo** asociados (mencionados previamente).

En personas sin factores de riesgo, se comenzará a investigar diabetes a los 45 años.

En embarazadas con factores de riesgo, debe investigarse diabetes, en la primera visita prenatal.

En embarazadas sin diagnóstico previo de diabetes y sin factores de riesgo, se investigará diabetes entre la semana 24 y 28.

Capítulo II

Llevando a cabo el tratamiento para el adecuado control de la diabetes

Objetivo del tratamiento para la diabetes

El objetivo del tratamiento para la diabetes consiste en **mantener los niveles de glucosa** en sangre dentro de los rangos **que no dañen** los órganos y sistemas de la persona con diabetes. Estos rangos son en **ayuno** entre **80 a 130mg** y **2 horas después de los alimentos -180mg.**

Hasta la fecha no existe ningún tratamiento que cure, quite o haga desaparecer la diabetes.

La parte inicial del tratamiento consiste en la **educación en diabetes**, con la que se fomentará una **alimentación correcta** y **ejercicio** adecuado. Estas medidas por si solas pueden lograr mantener controlados los niveles de glucosa en sangre.

El **tratamiento farmacológico** se agrega cuando a pesar de la educación en diabetes, alimentación correcta y ejercicio no se logra alcanzar y mantener los niveles de glucosa en sangre dentro de la meta.

Parte importante del tratamiento es el **auto monitoreo** de glucosa, que sirve para poder ajustar la dosis de los medicamentos o de la insulina en forma oportuna.

Partes del tratamiento de la diabetes

1. **Educación en diabetes**

2. **Dieta (dieta correcta)**

3. **Ejercicio (actividad física)**

4. **Medicamentos**

5. **Auto-monitoreo**

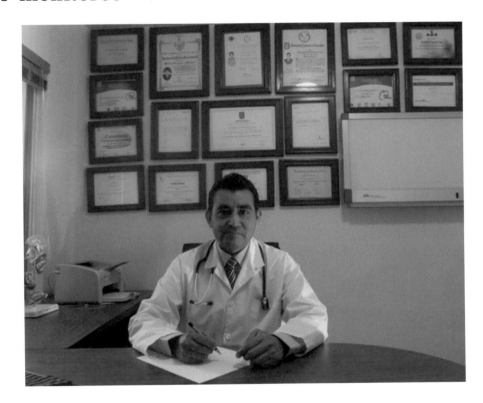

Educación en diabetes

Educación en diabetes es toda la información que recibe el paciente, por parte del personal de salud con amplio conocimiento en diabetes.

La educación en diabetes es la **piedra angular del tratamiento** de la diabetes.

La educación en diabetes fomenta la alimentación adecuada, la actividad física, el apego al tratamiento y auto monitoreo, mejorando los niveles de glucosa y deteniendo el progreso de la enfermedad hacia las complicaciones crónicas.

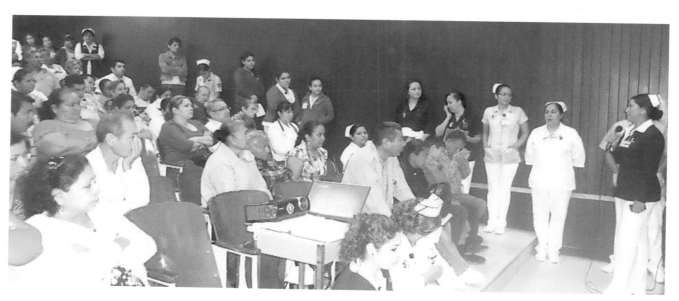

Dieta

Dieta es el **conjunto** de **alimentos** o platillos que se consumen cada día, por tanto dieta no significa dejar de comer.

El paciente con diabetes debe llevar una **dieta correcta,** es decir un **plan sano de alimentación**, que contenga los nutrientes adecuados para su enfermedad, tomando en cuenta las características de cada paciente.

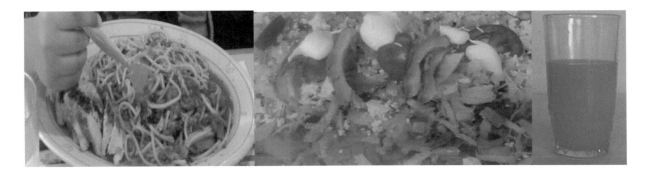

Dieta correcta para un paciente con diabetes

La dieta correcta para un paciente con diabetes es aquella que al ingerirse **no eleva los niveles de glucosa** en sangre para lo cual debe ser **combinando** y racionando todos los grupos de **alimentos**.

Lo alimentos más **recomendados** en los pacientes con diabetes son: **verduras**, pescado a la plancha, pollo cocido, carne asada, consomé desgrasado, yogurt natural con granola, nopales asados, galletas integrales, te y agua natural.

Los alimentos que deben consumirse en **poca cantidad** son: frutas, arroz, frijoles, crema, quesos frescos, leche, jamón de pavo, mariscos y huevo

Los alimentos que deben **evitarse** son: pan no integral, tortillas, pastas, harinas, alimentos de origen animal tipo vísceras, mayonesa, mantequilla, embutidos, quesos fuertes, comida chatarra y dulces.

En los pacientes con diabetes, la dieta correcta o alimentación adecuada puede por sí sola lograr que se mantengan niveles de glucosa aceptables.

Alimentos más importantes en la dieta

Los alimentos más importantes en la dieta del paciente con diabetes son **todos**, porque cada uno de los ellos tiene su importancia específica en el organismo, solo que deben **combinarse y racionarse.**

Para comprenderse mejor los alimentos se han agrupado de la siguiente manera:

1. **Frutas y verduras**. Tienen gran cantidad de vitaminas y minerales, elementos necesarios para el buen funcionamiento de los nuestros órganos y sistemas.

2. **Leguminosas** y alimentos de **origen animal**. Proporcionan la mayor cantidad de proteínas que son esenciales para la formación y función de las células del organismo.

3. **Cereales y tubérculos**. Fuente principal de azucares o hidratos de carbón que proporcionan energía al organismo.

Frutas

Las frutas generalmente son de sabor dulce.

Son fuente de carbohidratos, vitaminas y minerales

Ejemplo: durazno, guayaba, manzana, mandarina, melón, mango, naranja, papaya, plátano, toronja, pera, etc.

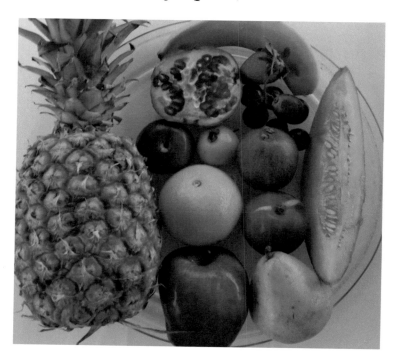

Verduras

Las verduras tienen bajo aporte calórico.

Son fuente importante de aporte de fibra, vitaminas y minerales.

Ejemplo: brócoli, chayote, ejotes, chile jalapeño, espinaca, jitomate, lechuga, pimiento, zanahoria, champiñón, calabacita, coliflor, etc.

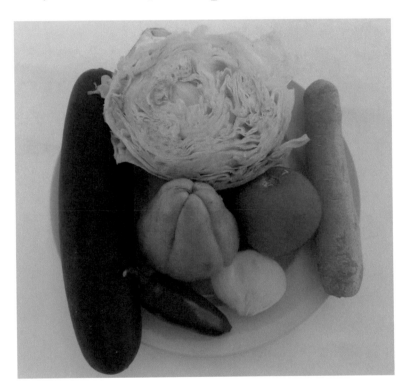

Leguminosas

Las leguminosas son fuente de proteínas, carbohidratos, fibra, vitaminas y minerales.

En combinación con cereales aportan proteínas de mejor calidad.

Ejemplo: frijoles, frijol soya, garbanzo, lentejas, habas crudas, soya texturizada.

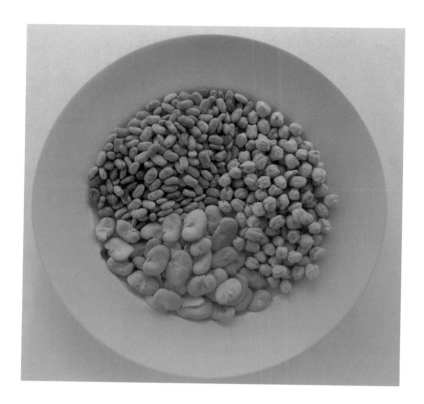

Alimentos de origen animal

Los alimentos de origen animal son fuente de proteínas, lípidos, hierro y vitaminas. Se agrupan de acuerdo a su contenido de grasa.

Alimentos de origen animal con poca grasa: atún en agua, pescado, res magra, clara de huevo, jamón jamón de pavo, pollo, queso panela, huevo, requesón, camarón, almejas, pulpo cocido.

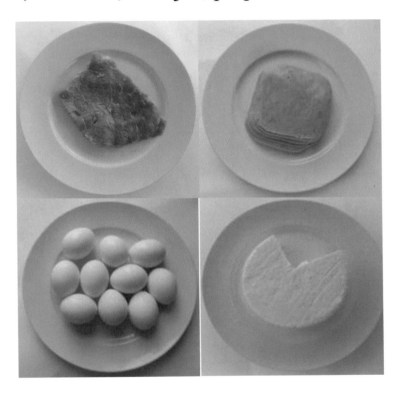

Alimento de origen animal alto en grasa: ala de pollo, carne de cerdo, cecina de res, costilla, espinazo, lengua de res, peperoni, queso amarillo, queso asadero, salchicha.

Cereales y tubérculos

Los cereales y tubérculos son fuente de carbohidratos, proteínas, fibra y vitaminas.

Cereales sin grasa: arroz, avena, bolillo sin migajón, cereal, espagueti, elote, galletas de animalitos, habaneras, palomitas naturales, pan integral, papa cocida, tortilla de maíz.

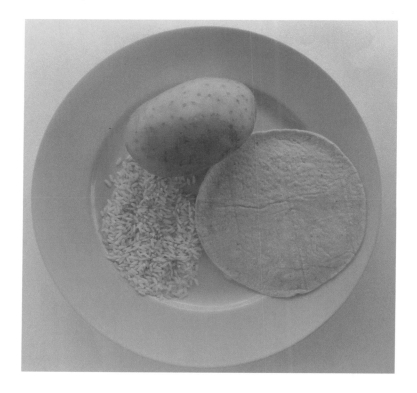

Cereales con grasa: bisquet, pan dulce, dona con azúcar, papas fritas, granola, panque, papa francesa, pastel, tamal con carne.

Calorías

Una caloría es la unidad de medición de la energía producida por los alimentos.

Los alimentos que nos proporcionan calorías son carbohidratos, proteínas y lípidos.

Los carbohidratos proporcionan 4 calorías por gramo y se recomienda que constituyan el 50% de las calorías ingeridas.

Las proteínas proporcionan 4 calorías por gramo y se recomienda que aporten 20% del total de calorías.

Los lípidos proporcionan 9 calorías por gramo y se recomienda que proporcionen 30% del total de calorías.

Carbohidratos

Los carbohidratos o hidratos de carbono son **nutrientes** que constituyen la principal fuente de energía en el organismo y que durante la digestión se descomponen en azucares simples como la glucosa y la fructuosa, influyendo sobre los niveles de glucosa en sangre.

Los hidratos de carbono que deben preferirse en una persona con diabetes son los que se encuentran en las **frutas, verduras, leguminosas y productos lácteos** en lugar de los provenientes de otras fuentes, como refrescos, jugos, pasteles, galletas con azúcar, frituras o alimentos con grasa agregada.

Lípidos

Los lípidos son **nutrientes** que constituyen fuentes concentradas de energía, pueden ser de origen animal o de origen vegetal.

Los lípidos o **grasas** que se deben incluir regularmente en una persona con diabetes son los ácidos grasos omega 3 que se encuentran en el **salmón o atún**, y se debe disminuir o eliminar la carne, el huevo y los derivados de la leche, principalmente si son fritos y de comidas rápidas.

Proteínas

Las proteínas son **nutrientes** que constituyen la materia prima de las células y tejido, producen hormonas y otras sustancias químicas activas, cuya función es mantener, construir y reparar.

Las fuentes de las proteínas puede ser **origen animal** (carnes y lácteos) y de **origen vegetal (**leguminosas, cereales y verduras)

Se recomienda que entre 10 y 20% de la energía sea proporcionada por proteínas (1 a 1.5 g/kg de peso/día), obtenidas de pescados y aves, así como de vegetales con alto contenido proteínico.

Fibra

La **fibra** es recomendable consumirla al menos 30 gr al día principalmente la proveniente de **frutas, verduras** (lechuga, jitomate, chile, etc.), **avena, arroz, frijoles, y granos enteros**.

Vitaminas y minerales

La vitaminas y minerales son suficientes con una alimentación adecuada.

Requerimiento calórico diario

El **requerimiento calórico** diario puede calcularse tomando en cuenta el peso ideal del paciente como se muestra en la siguiente tabla:

Método de cálculo energético utilizando calorías por Kg de peso
25 cal/kg de peso ideal en pacientes con sobrepeso
30 cal/kg de peso en pacientes con actividad moderada
35 cal/kg de peso ideal en pacientes con actividad intensa

Una vez que se han precisado el requerimiento calórico o total de **calorías** por ingerir, es fundamental determinar qué porcentaje se cubrirá con **carbohidratos, lípidos** y **proteínas**. La distribución más común en los planes de alimentación es **50 - 30 - 20** para cada uno de los grupos (50% carbohidratos, 30% lípidos y 20% proteínas).

Para una mayor facilidad se han establecido tablas de **planes de alimentación** de **1200cal, 1500cal, 1800cal y 2000cal.**

Plan de alimentación

El plan de alimentación "sano" en el paciente con diabetes es el mismo que para la población en general, la cual debe ser **basada en las preferencias de cada paciente**, es decir será en base a lo que acostumbra y le gusta comer, solo que debe ser **combinado y racionado**.

Para que el plan de alimentación sea sano debe ser una dieta **balanceada en carbohidratos, proteínas, grasas**, vitaminas y minerales, que se encuentran en los diferentes grupos de alimentos, siendo fuente de las calorías que necesita el organismo.

El requerimiento calórico diario puede calcularse tomando en cuenta el peso ideal del paciente como se menciona en la página anterior.

Para facilitar el plan de alimentación se han establecido tablas de 1000cal, 1200cal, 1500cal, 1800cal y 2000cal, pudiendo elegir los alimentos de su preferencia con el sistema de equivalentes, como verá en las páginas siguientes.

Plan de alimentación de 1,200cal

Alimento	Total de porciones al día	Desayuno	Colación	Comida	Cena
Verduras	2			2	
Alimentos de origen animal muy bajos en grasa	2			2	
Alimentos de origen animal bajos en grasa	½	½			
Leche descremada	½				½
Leguminosas	1			1	
Cereales	6	2		3	1
Frutas	4	1	1	1	1
Grasas	3	1		2	

Plan de alimentación de 1,500cal

Alimento	Total de porciones al día	Desayuno	Colación	Comida	Cena
Verduras	4	1	1	2	
Alimentos de origen animal muy bajos en grasa	2			2	
Alimentos de origen animal bajos engrasa	½	½			
Leche descremada	1				1
Leguminosas	1			1	
Cereales	7	2		3	2
Frutas	5	2	1	1	1
Grasas	4	1		3	

Plan de alimentación de 1,800cal

Alimento	Total de porciones al día	Desayuno	Colación	Comida	Cena
Verduras	4	1		3	
Alimentos de origen animal muy bajos en grasa	2			2	
Alimentos de origen animal bajos en grasa	1	1			
Leche descremada	1 ½	½			1
Leguminosas	1			1	
Cereales	8	2	1	3	2
Frutas	6	2	1	1	2
Grasas	5	1		4	

Plan de alimentación de 2,000cal

Alimento	Total de porciones al día	Desayuno	Colación	Comida	Cena
Verduras	5	1	1	3	
Alimentos de origen animal muy bajos en grasa	2			2	
Alimentos de origen animal bajos en grasa	1	1			
Leche descremada	1 ½	½			1
Leguminosas	1			1	
Cereales	9	3	1	3	2
Frutas	7	2	1	2	2
Grasas	5	1		4	

Sistema de equivalentes

El sistema de equivalentes es una herramienta útil para que el paciente pueda elegir los alimentos de su preferencia, en base a sus hábitos, gustos y disponibilidad.

El sistema de equivalentes clasifica y agrupa a los alimentos de acuerdo a su aporte nutrimental, indicando el tamaño de porción para cada alimento.

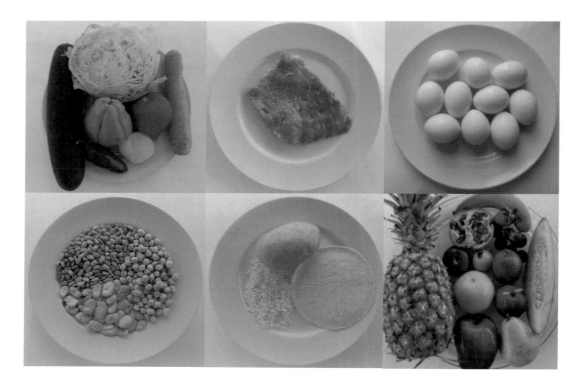

A continuación se mencionan las porciones equivalentes para cada grupo de alimentos, que le servirán para combinar su plan de alimentación.

Porciones equivalentes de verduras

Lechuga	=	2 tazas
Jitomate	=	1 pieza
Chile poblano	=	1 pieza
Pimiento morrón	=	2 tazas
Salsa	=	½ taza
Cebolla	=	½ taza
Zanahoria	=	½ taza
Chayote	=	1 taza
Ejotes	=	1 taza
Chicharos	=	2 cucharadas
Nopales	=	1 taza
Calabaza	=	½ taza
Espinaca	=	½ taza
Espárragos	=	2 tazas
Champiñones	=	1 ½ tazas
Pepino	=	2 tazas
Betabel	=	½ taza
Jícama	=	½ taza
Alcachofa	=	1 pieza

Porciones equivalentes de alimentos de origen animal muy bajos en grasa

Atún en agua	=	½ lata
Surimi	=	½ barra
Mojarra	=	45gramos
Huachinango	=	30gramos
Pechuga	=	½ pieza
Pierna o muslo	=	½ pieza
Fajitas de pollo	=	40gramos
Milanesa	=	40gramos
Bistec de res	=	45gramos
Chambarete de res	=	40gramos
Falda de res	=	40gramos
Requesón	=	4 cucharadas
Clara de huevo	=	2 piezas

Porciones equivalentes de alimentos de origen animal bajos en grasa

Atún en aceite	=	½ lata
Pescado	=	45 gramos
Sardinas en aceite	=	1 pieza
Jamón de pavo	=	3 rebanadas
Filete de res	=	40 gramos
Costilla de res	=	30 gramos
Agujas de res	=	30 gramos
Carne molida de res	=	40 gramos
Queso panela	=	45 gramos
Queso cottage	=	½ tasa

Porciones equivalentes de alimentos de origen animal moderados en grasa

Trucha	=	45gramos
Ala de pollo	=	1 pieza
Arrachera de res	=	30 gramos
Chuleta ahumada	=	½ pieza
Longaniza	=	40 gramos
Queso parmesano	=	3 cucharadas
Queso Mozzarella	=	30 gramos
Queso Oaxaca	=	30 gramos
Huevo entero	=	1 pieza

Porciones equivalentes de leguminosas

Frijoles	=	½ tasa
Frijol soya	=	25gramos
Garbanzo	=	½ tasa
Lentejas	=	½ tasa
Habas crudas	=	¼ tasa
Soya texturizada	=	35gramos

Porciones equivalentes de cereales

Tortilla	=	1 pieza
Pan integral	=	1 rebanada
Bolillo sin migajón	=	½ pieza
Arroz	=	½ taza
Avena cocida	=	½ tasa
Cereal	=	½ taza o 1 barra
Palomita	=	3 tazas
Elote	=	1 pieza
Pasta	=	½ taza
Galletas integrales	=	5 pieza

Porciones equivalentes de frutas

Manzana	=	1 pieza
Durazno	=	2 pieza
Papaya	=	1 taza
Melón	=	1 taza
Pera	=	½ pieza
Guayaba	=	2 piezas
Mango	=	½ pieza
Plátano	=	½ pieza
Sandía	=	1 taza
Piña	=	½ pieza
Kiwi	=	1 ½ pieza
Naranja	=	1 pieza
Toronja	=	½ pieza
Limón	=	4 piezas

Porciones equivalentes de grasas

Aguacate	=	1/3 pieza
Cacahuate	=	5 piezas
Nuez	=	1 ½ cucharadas
Almendra	=	5 piezas
Aceite vegetal	=	1 cucharada
Vinagreta	=	2 cucharadas
Aceituna	=	15 piezas

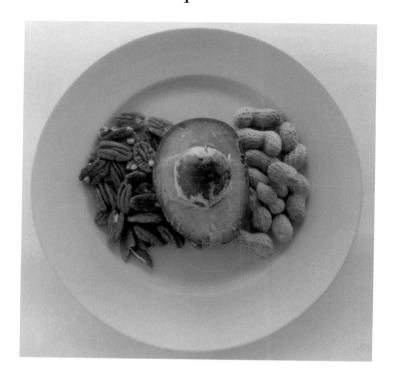

Horario y frecuencia de las comidas

En los pacientes con diabetes tipo 1 se recomiendan **cuatro o cinco comidas al día**, para evitar ayunos prolongados e hipoglucemia principalmente durante la noche, por lo que no debe faltar la colación nocturna.

En los pacientes con diabetes tipo 2 que no reciben insulina, la dieta fraccionada en varias comidas pequeñas puede mantener los niveles de glucosa más estables en el curso del día.

Comer con lentitud puede favorecer una menor elevación de la glucemia posprandial (nivel de glucosa después de haber ingerido alimentos).

Ejercicio

El ejercicio físico regular **previene o retarda la diabetes** mellitus tipo 2 en poblaciones de alto riesgo.

En pacientes con diabetes cualquier tipo de ejercicio contribuye a mantener el peso corporal, disminuir los requerimientos de insulina exógena, **mejorar el control de la glucosa,** y por tanto reducir los factores de riesgo cardiovascular.

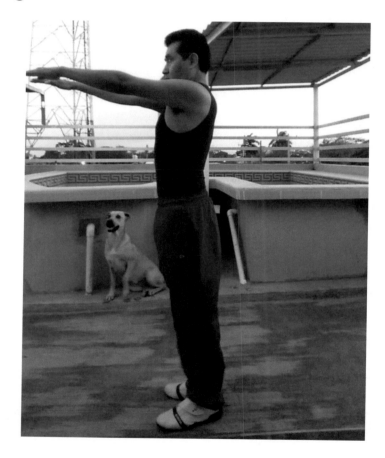

Tipo de ejercicio

El tipo y la intensidad del ejercicio en el paciente con diabetes, es **dependiendo de la condición física** de cada persona.

Se debe hacer **cualquier tipo** de ejercicio, lo importante es mantenerse en movimiento, **caminar, correr, subir escaleras, saltar la cuerda, bailar,** etc.

El ejercicio debe realizarse regularmente **cada 24 a 48 horas, iniciar con periodos cortos**, de manera lenta y poco intensa, y **aumentar gradualmente** la intensidad y la duración.

Se recomienda que las **sesiones** duren entre **30 y 45 minutos**, de los cuales 5 a 10 minutos deben ser de "calentamiento" y otros tantos de "enfriamiento".

Si no hay contraindicaciones se recomienda ejercicio de resistencia al menos 2 veces por semana.

Intensidad del ejercicio

La **intensidad** del ejercicio puede **controlarse** tratando de mantener la frecuencia cardiaca entre 50 y 80% de la frecuencia máxima esperada según la edad.

Para calcular la frecuencia cardiaca máxima se utiliza la siguiente formula: **FCmax = 220 - edad en años**.

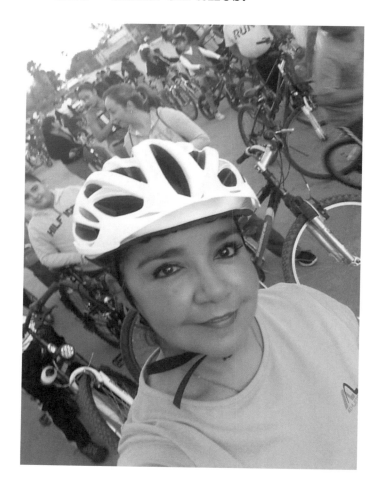

Medicamentos para controlar la diabetes

Existen varios medicamentos llamados **hipoglucemiantes** orales, e **insulina** por vía subcutánea o intravenosa, que ayudan a controlar las cifras de glucosa en el paciente con diabetes, a través de múltiples mecanismos de acción.

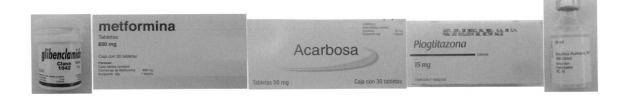

Medicamentos antidiabéticos o hipoglucemiantes orales

A continuación se mencionan los principales grupos de medicamentos antidiabéticos o hipoglucemiantes orales más utilizados en la diabetes tipo 2.

1. Biguanidas
2. Sulfonilureas
3. Inhibidores de la glucosidasa
4. Tiazolidinedionas
5. Agonistas del receptor GLP-1
6. Inhibidores de DPP4
7. Inhibidor de SGLT2

Biguanidas

Biguanidas con un grupo de fármacos utilizados para el control de los niveles de glucosa en el paciente con diabetes tipo 2, principalmente con sobrepeso.

Los medicamentos que pertenecen al grupo de biguanidas son metformina y fenformina

Metformina es el medicamento que más se utiliza en la actualidad y es el antidiabético de primera elección.

El efecto terapéutico de metformina es **disminuir** la **resistencia a la insulina**, sin estimular su secreción.

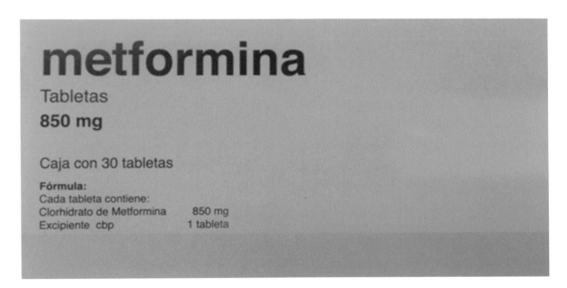

Sulfonilureas

Sulfonilureas son un grupo de fármacos que se han utilizado por más de 50 años en el manejo de la hiperglucemia **en pacientes delgados** con diabetes tipo 2.

El principal efecto de estos fármacos es el incremento de la sensibilidad de las células beta a la glucosa pero no de la síntesis de insulina.

Los siguientes medicamentos pertenecen al este grupo: tolbutamida, clorpropamida, glibenclamida, glipizida, glimepirida, gliglazida.

Las sulfonilureas **(glibenclamida o gliburida)** se utilizan **en pacientes que no toleran metformina**, así como también **en combinación con metformina cuando no se logra controlar la glucosa.**

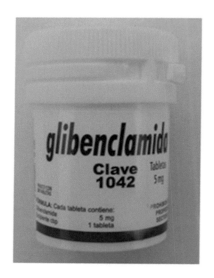

Inhibidores de alfa glucosidasa

Inhibidores de alfa glucosidasa son fármacos que retardan la digestión de los alimentos ricos en carbohidratos y por tanto disminuyen la elevación de la glucosa en sangre después de las comidas.

Existen 3 medicamentos inhibidores de alfa glucosidasa: acarbosa, miglitil y voglibosa con mecanismo de acción similar.

Acarbosa es el antidiabético de este grupo que más se utiliza, principalmente **para mejorar los niveles de glucosa después de los alimentos**, por lo que el medicamento debe tomarse en el primer bocado de la comida.

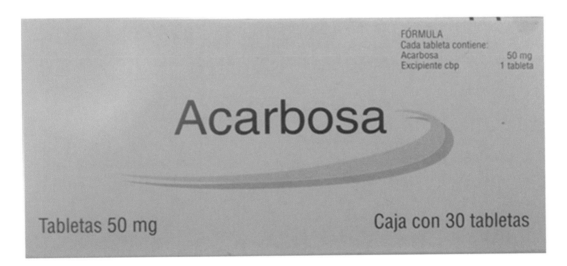

Tiazolidinedionas

Tiazolidinedionas son medicamentos que mejoran la sensibilidad a la acción de la insulina en pacientes con diabetes tipo 2.

Los medicamentos que pertenecen a este grupo son: **pioglitazona** y **rosiglitazona**.

Este medicamento se utiliza **en combinación con metformina** o **glibenclamida, cuando no se logra controlar los niveles de glucosa.**

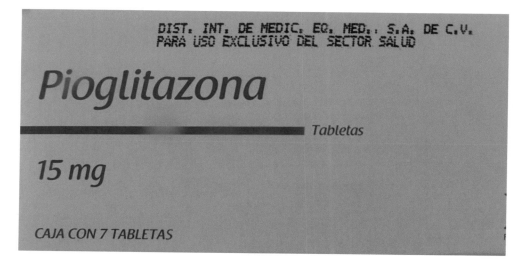

Insulina

La insulina es una sustancia que se produce en las células beta del páncreas de todas las personas y se encarga de regular la glucosa o azúcar en la sangre.

La diabetes aparece cuando falta insulina o bien cuando esta no funciona normalmente, es por eso que el medicamento llamado **insulina es el tratamiento ideal para ayudar a normalizar los niveles de glucosa** en el paciente con diabetes.

La insulina que se utiliza para el control de la diabetes es idéntica a la insulina humana y puede ser de acción: rápida, intermedia o lenta.

La Insulina se puede utilizar en pacientes con **diabetes tipo 1, diabetes tipo 2 y diabetes gestacional.**

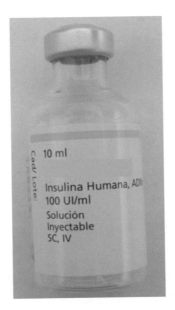

Inicio del tratamiento farmacológico

El tratamiento farmacológico se debe iniciar **cuando** a pesar de la **educación** en diabetes, la **dieta correcta** y el **ejercicio, no** se **logra** alcanzar y mantener los niveles de glucosa en sangre recomendados.

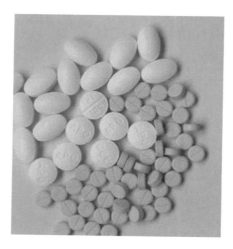

Los niveles de glucosa recomendados o meta de la glucosa, en ayuno es de 80 a 130mg%, la meta de glucosa 2 horas después de los alimentos debe ser menor de 180mg%, y la meta de la hemoglobina glucosilada menor de 7%.

Medicamento para iniciar el tratamiento

El medicamento con el que se debe iniciar el tratamiento farmacológico de la diabetes mellitus tipo 2 es **metformina** (a no ser que este contraindicada), además de la dieta correcta y el ejercicio.

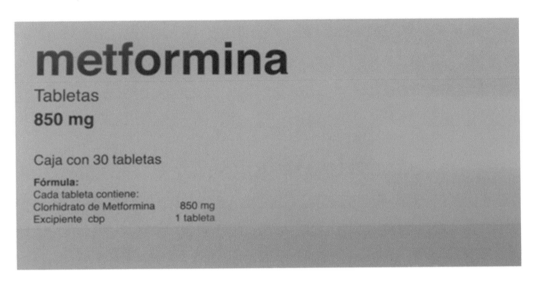

El medicamento **glibenclamida** deben considerarse una alternativa de tratamiento de primera línea cuando metformina no se tolera o está contraindicada.

El medicamento **acarbosa** puede considerarse una terapia alternativa cuando existe intolerancia o contraindicación a metformina o glibenclamida.

Dosis de metformina

La **dosis inicial** de **metformina** es de **1 tableta de 500mg dos veces al día** o **1 tableta de 850mg en la mañana**, administrados con los alimentos.

Cuando se utiliza la tableta de 500 mg, la dosis puede ser ajustada con intervalos de una semana, de acuerdo al efecto sobre la glucosa sanguínea. En los casos en que se usa la tableta de 850 mg, la dosis puede ser ajustada cada dos semanas.

Es decir, si en 1 a 2 semanas, no se alcanza la meta de control de glucosa (menos de 130mg en ayuno y, menos de 180mg 2 horas después de los alimentos) **aumentar** la **dosis** de metformina **en una semana** a **1 tableta de 500mg** por la **mañana y 1 tableta de 500mg** por la **noche** o, aumentar la dosis de metformina a **los 15 días** a **1 tableta** de **850mg** por la **mañana y 1 tableta** de **850mg** por la **noche;** y así sucesivamente hasta alcanzar la meta de control de la glucosa o alcanzar la dosis máxima de metformina que es de 2550mg (5 tabletas de 500mg ó 3 tabletas de 850mg).

Si no se alcanza la meta de control de glucosa con dosis máximas de metformina, agregar glibenclamida.

Dosis de glibenclamida

La **dosis inicial** de **glibenclamida** como tratamiento de la diabetes, **sola** (cuando metformina no se tolera o está contraindicada) o **combinada** con metformina (cuando a pesar de dosis máximas de metformina no se ha alcanzado la meta de control de glucosa), debe ser de **2.5mg por la mañana.**

Se recomienda que la **dosis de glibenclamida** se **incremente gradualmente**, 2.5mg cada 1 o 2 semanas, guiado por una monitorización regular de glucosa en sangre.

Es decir si en **1 o 2 semanas** de iniciado el tratamiento farmacológico no se ha alcanzado la meta de control de la glucosa (menos de 130mg en ayuno y, menos de 180mg 2 horas después de los alimentos) aumentar la dosis de glibenclamida a ½ **tableta** de 5mg **antes de almorzar** y ½ **tableta** de 5mg **antes de cenar.**

Si persiste la glucosa arriba de 130mg en ayuno y arriba de 180mg 2 horas después de los alimento, ajustar la dosis de glibenclamida a **1 tableta** de 5mg **antes de almorzar** y ½ **tableta antes de cenar**.

Si persiste la glucosa arriba de 130mg en ayuno y arriba de 180mg 2 horas después de los alimentos, ajustar la dosis de glibenclamida a **1 tableta** de 5mg **antes de almorzar** y **1 tableta antes de cenar.**

Si persiste la glucosa arriba de 130mg en ayuno y arriba de 180mg 2 horas después de los alimentos, ajustar la dosis de glibenclamida a **1** ½ **tableta** de 5mg antes de almorzar y **1 tableta antes de cenar.**

Si persiste la glucosa arriba de 130mg en ayuno y arriba de 180mg 2 horas después de los alimentos, ajustar la dosis de glibenclamida a **1 ½ tableta de 5mg antes de almorzar** y **1 ½ tableta antes de cenar.**

Si persiste la glucosa arriba de 130mg en ayuno y arriba de 180mg 2 horas después de los alimentos, ajustar la dosis de glibenclamida a **2 tabletas de 5mg antes de almorzar** y **1 ½ tableta antes de cenar.**

Si persiste la glucosa arriba de 130mg en ayuno y arriba de 180mg 2 horas después de los alimentos, ajustar glibenclamida a la dosis máxima de **2 tabletas de 5mg antes de almorzar y 2 tabletas antes de cenar.**

Combinación de 2 fármacos

Si después de 3 meses de tratamiento inicial con dosis terapéuticas de metformina, la glucosa plasmática en ayuno es mayor a 130mg o la HbA1c es mayor a 7%, se debe asociar un medicamento del grupo de sulfonilureas como glibenclamida (gliburida) o asociar insulina.

Se considera la combinación de 2 fármacos al comienzo del tratamiento, cuando la HbA1c es igual o mayor a 9%.

En realidad la terapia doble puede ser:

1.-Metformina + sulfonilurea (glibenclamida o gliburida)
2.-Metformina+tiazolidinediona (pioglitazona, rosiglitazona)
3.-Metformina + agonista del receptor GLP-1
4.-Metformina + inhibidor DPP-4
5.-Metformina + inhibidor de SGLT2
6.-Metformina + insulina basal

Combinación de 3 fármacos

Si después de 3 meses de terapia doble y dosis máximas (preferentemente metformina 1 tableta de 850mg cada 8 horas + glibenclamida 2 tabletas de 5mg cada 12 horas u otro) la **HbA1C continúa arriba de 7%**, se **agrega** un **tercer medicamento** oral (principalmente pioglitazona tabletas de 15mg 1 cada 24horas o rosiglitazona tabletas de 8mg 1 cada 24 horas) o agregar insulina una dosis al día.

La terapia triple (metformina + glibenclamida + pioglitazona o rosiglitazona) al igual que en la terapia doble se pueden hacer combinaciones con:

1.- Agonista del receptor GLP-1
2.- Inhibidor DPP-4
3.- Inhibidor de SGLT2
4.- Insulina basal

Insulina en la terapia triple

La **insulina basal** (NPH, glargina, detemir, degludec) para la terapia triple (habitualmente en combinación con metformina + glibenclamida) se inicia con **10 unidades diarias de insulina NPH intermedia** y se **aumenta** en forma gradual **2 a 4** unidades, **una** o **dos veces por semana** para alcanzar glucosa en ayuno entre 80 a 130mg.

Pero si se presenta hipoglucemia se debe disminuir 4 unidades la dosis de Insulina.

Si no se **alcanza** la **meta** de glucosa (80 a 130mg% en ayuno) **con una dosis** de insulina de más de 0.5uds/kg/día (aproximadamente **30 unidades/día** en una persona de 60kg) añadir una inyección de **4 unidades** de **insulina** de **acción rápida** antes de la **comida principal**.

Aumentar la dosis **1 a 2 unidades** de insulina, **una o dos veces por semana** hasta alcanzar la meta de glucosa (80 a 130mg% en ayuno).

Pero si se presenta hipoglucemia se debe disminuir 2 a 4 unidades la dosis de insulina.

Si no se alcanza la **meta** de glucosa (80 a 130mg% en ayuno) administrar **4 unidades** de insulina **rápida antes de cada comida.**

Aumentar la dosis de insulina **1 a 2 u**nidades, **una o dos veces por semana** para alcanzar glucosa (80 a 130mg% en ayuno).

Pero si se presenta hipoglucemia se debe disminuir 2 a 4 unidades de la dosis de Insulina.

Se considera la combinación con insulina al comienzo del tratamiento cuando la HbA1c es igual o mayor a 10%. (glucosa en sangre igual o mayor a 300mg/dl).

Utilización de insulina

La insulina debe utilizarse en **todos pacientes con diabetes tipo 1**, a los que se le ha llamado dependientes de Insulina, los cuales requieren de varias aplicaciones al día o por infusión continua a través de un aparato llamado bomba de insulina.

La insulina debe utilizarse en **los pacientes con diabetes tipo 2 que no han logrado alcanzar la meta** de control de la glucosa, a pesar de administrar dosis máximas de la combinación de varios medicamentos orales.

La insulina debe utilizarse en las **pacientes con diabetes gestacional.**

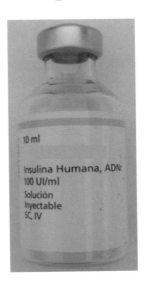

Sitios de inyección de la insulina

Para asegurar una correcta absorción de la insulina, las inyecciones deben realizarse en el **tejido subcutáneo** y no en el músculo o dermis.

La insulina se inyecta por vía subcutánea, en la parte superior de los brazos, los muslos, el abdomen o los glúteos.

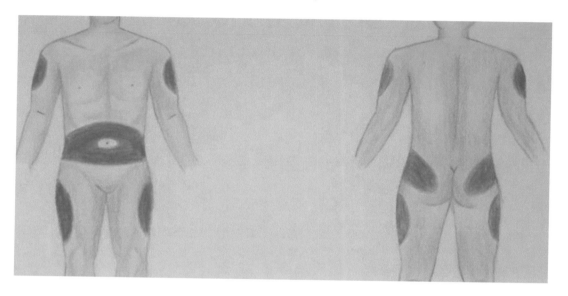

Los sitios de inyección de insulina se deben alternar o rotar de tal modo que el mismo sitio no se use más de una vez al mes.

Zona preferida para la administración de insulina

La **zona preferida** para la administración de insulina es el **abdomen.**

En el abdomen generalmente hay abundante tejido celular subcutáneo y, por tanto menor riesgo de una inyección intramuscular.

El abdomen es más fácil de pellizcar que el muslo o el brazo.

En el abdomen la absorción de insulina es más rápida.

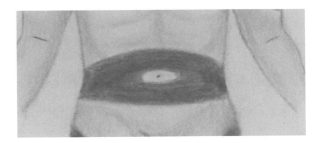

La **zona ideal** para las inyecciones de insulina de acción intermedia y lenta son los **glúteos**. Tienen abundante tejido subcutáneo, incluso en niños y personas mayores delgadas. Por lo tanto, las inyecciones resultan seguras sin pellizco con aguja corta o estándar.

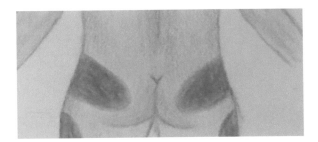

Zona menos preferida para administrar insulina

La **zona menos preferida** para la administración de insulina es el **brazo** y **muslo**.

El **brazo** de muchas personas como ocurre en el muslo, tiene capas muy finas de tejido subcutáneo. Por lo tanto, es necesario el pellizco en cada inyección, pero es casi imposible para uno mismo pellizcar e inyectarse al mismo tiempo. Las agujas más cortas son ideales para inyectarse en el brazo.

En el **muslo** hay poco tejido subcutáneo principalmente en los laterales, en ocasiones menos de 3 mm de profundidad. Por lo tanto, todas las inyecciones en el muslo deben efectuarse con pellizco, o con una aguja muy corta por ejemplo 5mm.

Inyección de la insulina

La insulina se puede inyectar con **jeringa** de insulina, con **pluma** de insulina o con **bomba** de infusión.

La **jeringa** de insulina existe de 50 o 100uds con una aguja muy delgada para que la aplicación no sea dolorosa.

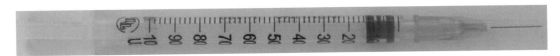

La jeringa es mejor por costumbre rutinaria, si se necesita mezclar insulinas, si utiliza insulina de acción lenta o si el paciente se siente más seguro.

La **pluma** de insulina es un dispositivo del tamaño de un plumón y lleva un cartucho con insulina en su interior, existen desechables y reusables.

La pluma es mejor si el paciente viaja con frecuencia, si utiliza un solo tipo o mezcla de insulina, si utiliza insulina regular o NPH.

La **bomba** de insulina es un aparato que proporciona un flujo continuo de insulina imitando la secreción basal.

Técnica para la administración de insulina

1.- Sacar el frasco del refrigerador entre 5 y 10 minutos antes de inyectarse.

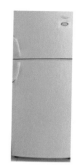

2.- Lavarse las manos con agua y jabón.

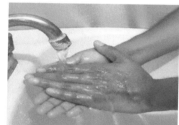

3.- Girar suavemente el frasco con las manos entre 5 y 10 veces.

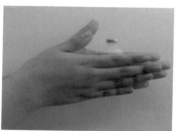

4.- Limpiar el tapón del frasco con un algodón empapado en alcohol y dejarlo secar sin soplar.

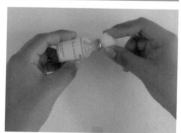

5.- Cargar la jeringa con aire, en la misma cantidad de insulina que se va aplicar.

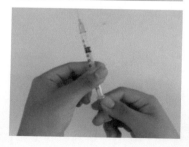

6.- Inyectar el aire en el frasco de la insulina sin que la jeringa toque el líquido.

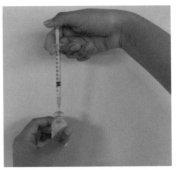

7.- Dar la vuelta al frasco, con el tapón hacia abajo y extraer la insulina despacio hasta el nivel de la dosis indicada.

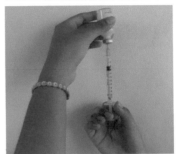

8.- Si se forma alguna burbuja de aire, conviene golpear la jeringa con el dedo o bien reintroducir toda la insulina en el frasco y cargar de nuevo, haciendo un remolino.

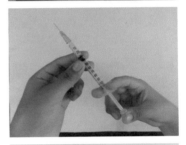

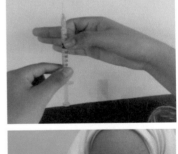

9.- Limpiar la zona de inyección con un algodón empapado en alcohol o con agua y jabón.

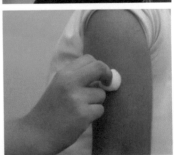

10.- Pellizcar la zona de inyección.

11.- Pinchar con decisión y soltar el pellizco.

12.- Inyectar la insulina

13.- La extracción de la aguja se hará con decisión

14.- Se aplica un algodón y se aprieta directamente unos segundos, sin hacer masaje.

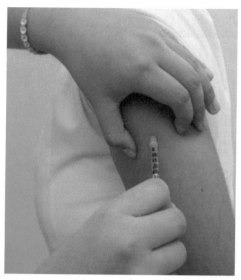

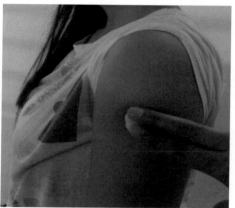

En el caso de que se utilice pluma para la administración de insulina, purgar el sistema, eliminando 1 o 2 unidades de insulina. El pinchazo siempre será vertical, sea cual sea la zona de inyección. Una vez inyectada la insulina, conviene esperar unos 15-20 segundos a extraer la aguja, con objeto de evitar la salida de alguna cantidad de insulina, que a veces puede llegar a ser de una o más unidades.

Reutilizar las agujas de insulina

Las agujas para la administración de insulina se pueden reutilizar durante 2 días seguidos (aproximadamente 4 pinchazos) siempre que sea para la misma persona y luego cambiarla para evitar el despunte de la aguja, así como también para evitar una infección local.

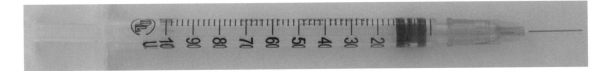

Conservación de la insulina

La insulina debe guardarse en el refrigerador, en la parte menos fría, como puede ser la parte baja de la puerta del refrigerador.

El frasco de la insulina que se está utilizando puede estar a temperatura ambiente hasta por un mes, o bien, refrigerada hasta la fecha de caducidad que marca el empaque.

Guardar en el refrigerador el frasco con insulina que no se esté utilizando.

Evitar que se caliente o se congele, y no debe dar la luz del sol directamente.

No agitar bruscamente el frasco con insulina.

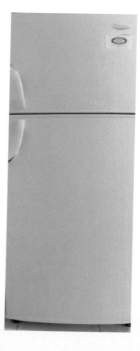

Auto monitoreo de glucosa

El auto monitoreo es la **medición de glucosa** (también llamada glucometría) que se realiza el propio paciente o un familiar en casa, en el trabajo, en el gimnasio o en cualquier otro sitio con un aparato llamado "**glucómetro**", para conocer el comportamiento de los niveles de glucosa en sangre en cualquier momento del día, pudiendo detectar hipoglucemia que es una situación grave, o hiperglucemia que amerite ajustar la dosis del medicamento en forma oportuna.

El glucómetro es un dispositivo portátil, que utiliza una tira reactiva, a la que se le vierte una gota de sangre, obtenida por medio de una punción en la yema de uno de los dedos del paciente con una lanceta, y en unos segundos aparecerá en la pantalla del glucómetro la cifra de glucosa en miligramos por decilitro (mg/dl) de sangre.

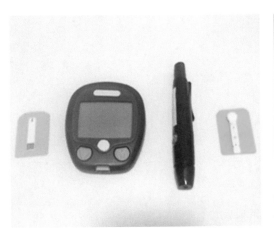
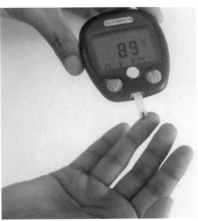

Horario para la medición de glucosa capilar

El auto monitoreo de la glucosa en pacientes con **diabetes tipo 2**, se recomienda que se realice en **ayunas, 2 horas después de alguna de las comidas** del día, y en cualquier momento en que se sienta mal.

El auto monitoreo de la glucosa en pacientes con **diabetes tipo 1** y en las **embarazadas** que se administran insulina, se recomienda realizar **tres veces al día** o **más**, ya que este tipo de pacientes tienen más variaciones en sus cifras de glucosa, y el auto monitoreo permite controlar y evitar la hipoglucemia y la hiperglucemia asintomáticas.

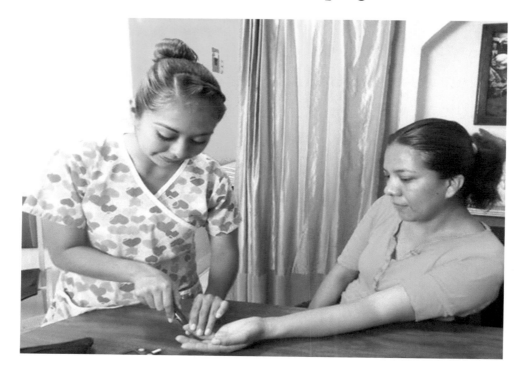

Técnica para la medición de glucosa capilar

1.- Lavarse las manos con agua y jabón y séquelas bien.

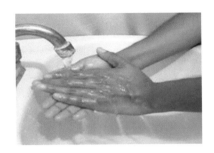

2.- Coloque una **lanceta** nueva en el disparador (diseñado para que prácticamente no se sienta dolor).

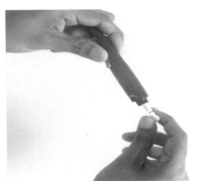

3.- Saque solo una **tira reactiva** del frasco y ciérrelo de nuevo.

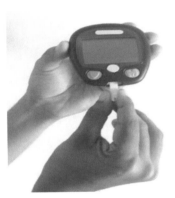

4.- Coloque la tira reactiva en el **glucómetro.**

5.- Coloque la **punta del disparador** en la porción lateral de alguno de sus **dedos** y dispare la lanceta.

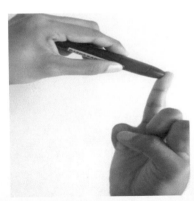

6.- En cuanto salga la gota de sangre, acerque la **tira reactiva** y para que esta **succione la sangre**.

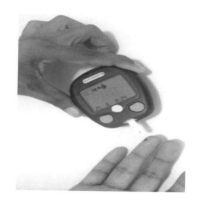

7.- Esperar unos segundos para que aparezca el **resultado** de glucosa en la **pantalla** del glucómetro.

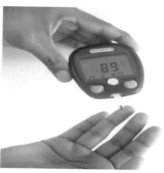

8.- **Anote** en una **hoja de registro** el resultado, fecha, hora, así como relación con los alimentos, la actividad física, la administración de los medicamentos y otras observaciones importantes

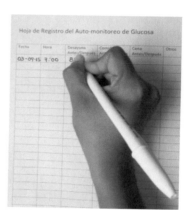

Hoja de registro del auto-monitoreo de glucosa

Nombre: Edad:

Fecha	Hora	Desayuno		Comida		Cena		Otros
		Antes	2 horas después	Antes	2 horas después	Antes	2 horas después	

Criterios de buen control de la diabetes

Se considera buen control de la diabetes cuando las cifras de glucosa en sangre del paciente con diabetes han alcanzado y se ha mantenido en la meta establecida internacionalmente.

Meta de Glucosa en sangre en el paciente con diabetes:

Glucosa preprandial **(Glucosa en ayuno)**	**80-130 mg/dl**
Glucosa posprandial **(Glucosa 2 horas después de comer)**	**< 180 mg/dl**
HbA1c **(Hemoglobina glucosilada)**	**<7.0%**

Criterios de buen control de diabetes gestacional

En mujeres con **diabetes gestacional** se considera buen control cuando las concentraciones de glucosa se encuentran en las siguientes cifras:

➢ **Antes de comer menor de 95 mg/dl**
➢ **1 hora después de los alimentos menor de 140 mg/dl**
➢ **2 horas después de los alimentos menor de 120 mg/dl**

Para mujeres con diabetes tipo 1 o 2 que quedan embarazadas, se recomienda como óptimos los siguientes objetivos de glucosa, siempre y cuando puedan alcanzarse sin que presenten síntomas de hipoglucemia:

➢ **Glucosa antes de comer, al acostarse y durante la noche entre 60 a 99 mg/dl**
➢ **Glucosa después de comer entre 100 a 129 mg/dl**
➢ **A1C <6,0%**

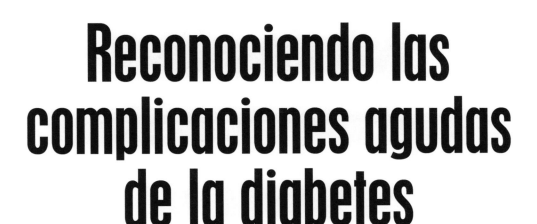

Capítulo III

Reconociendo las complicaciones agudas de la diabetes

Complicaciones agudas de la diabetes

Las complicaciones agudas de la diabetes, representan una urgencia médica debido a que si no se tratan inmediatamente pueden causar la muerte.

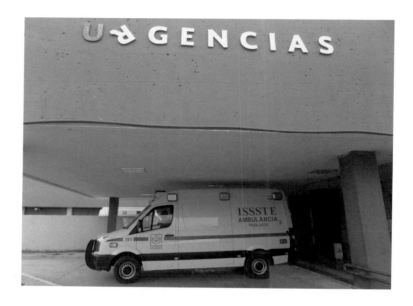

Las complicaciones agudas de la diabetes son:

1. **Hipoglucemia**
2. **Hiperglucemia severa**
3. **Cetoacidosis diabética**

Las complicaciones agudas pueden evitarse si además del apego al tratamiento se lleva a cabo el automonitoreo de la glucosa capilar y el ajuste oportuno de la dosis de los medicamentos.

Hipoglucemia

Hipoglucemia es la concentración de **glucosa anormalmente baja en sangre**, generalmente se manifiesta cuando la glucosa desciende **cifras menores de 50mg/dl**, cuya sintomatología puede ser debilidad, confusión, palpitaciones, sudoración fría, vómito, cefalea, convulsiones y hasta **estado de coma.**

La hipoglucemia es una situación de urgencia debido a que si se prolonga puede ocasionar lesiones neurológicas graves e incluso la muerte.

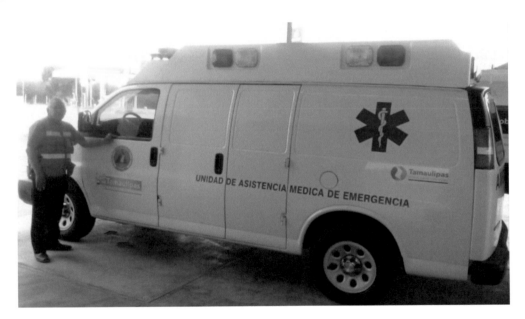

Causas de hipoglucemia

La causa de hipoglucemia puede ser cualquiera de las siguientes:

> ➤ **Alimentación insuficiente** (comer menos alimento del necesario, retrasar el horario de los alimentos, omitir algún alimento, dejar de comer, etc.)

> ➤ Realizar **más ejercicio** del acostumbrado, debido a que esto aumenta la utilización de la glucosa.

> ➤ **Falta** de monitoreo de glucosa y del **ajuste oportuno** de la dosis de **medicamentos** principalmente la glibenclamida o Insulina (cuando la glucosa plasmática sea igual o menor a 70mg%).

> ➤ Enfermedades principalmente las que cursen con vómito y diarrea.

Tratamiento de la hipoglicemia

El tratamiento de la hipoglucemia debe ser lo más pronto posible para evitar secuelas neurológicas o la muerte.

A continuación se menciona los pasos a seguir:

1ro. Tomar inmediatamente algún líquido o **alimento dulce** como jugo, miel, caramelo, etc.

2do. Acudir al servicio de urgencias de un hospital cercano, para la administración de **solución glucosada al 50% o glucagón.**

3ro. **Suspender temporalmente los medicamentos** hipoglucemiantes o insulina

4to. Al **reiniciar el medicamento** hipoglucemiante o insulina debe ser en **forma paulatina** tomando en cuenta los niveles de glucosa a través del monitoreo con glucómetro.

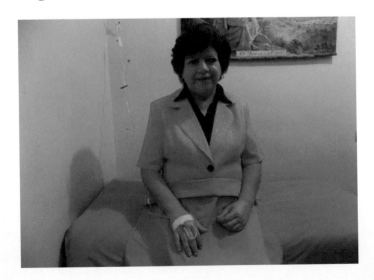

Hiperglucemia severa

La hiperglucemia severa es una complicación aguda de la diabetes mellitus tipo 2, y en algunos pacientes puede ser su manifestación inicial. Se caracteriza por **elevación muy marcada de la glucosa** en la sangre **con deshidratación grave.**

Los síntomas de hiperglucemia severa son de evolución lenta como orinar en forma abundante, boca y lengua seca, sed intensa, dolor de cabeza, debilidad, dolor abdominal, respiración rápida, vómito, piel seca, aliento con olor a manzana, mucho sueño y pérdida de la consciencia.

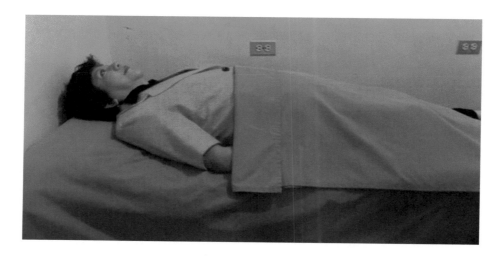

Causas de hiperglucemia severa

La causa de hiperglucemia severa puede ser una o varias de las siguientes:

> ➢ Ingesta de **alimentos** con altos niveles **de glucosa**
> ➢ **Dosis insuficiente de medicamentos** hipoglucemiantes orales o de insulina.
> ➢ **Abandono del tratamiento** con hipoglucemiantes o insulina.
> ➢ **Infecciones** severas
> ➢ **Inestabilidad emocional** intensa

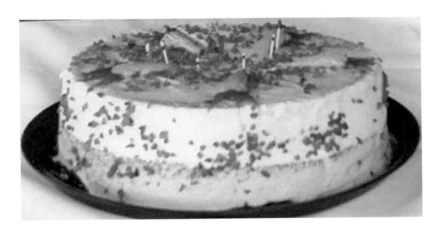

Tratamiento de la hiperglucemia severa

El tratamiento de la hiperglucemia severa es una urgencia médica, ya que los retrasos pueden costar la vida al paciente.

A continuación se mencionan los pasos a seguir:

1ro. Ingerir **abundante agua** sin azúcar
2do. Acudir a su médico o al servicio de urgencias para la administración de **solución salina intravenosa e insulina**.
3ro. **Ajustar la dosis del tratamiento** farmacológico

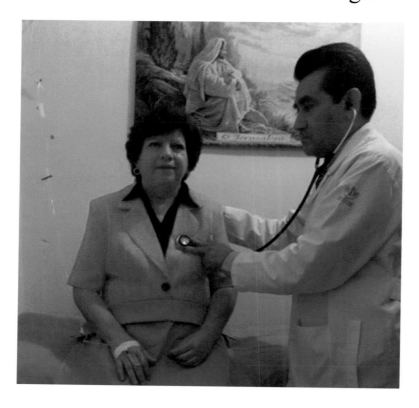

Cetoacidosis diabética

La cetoacidosis es una **complicación aguda de la diabetes** que se presenta principalmente en la **tipo 1**, y se caracteriza por **hiperglucemia, deshidratación** que puede causar hipotensión arterial, **insuficiencia respiratoria** por acidosis metabólica, depresión progresiva del estado de alerta que si no es tratada inmediatamente puede llegar al **estado de coma**. Con frecuencia hay dolor abdominal y vómitos.

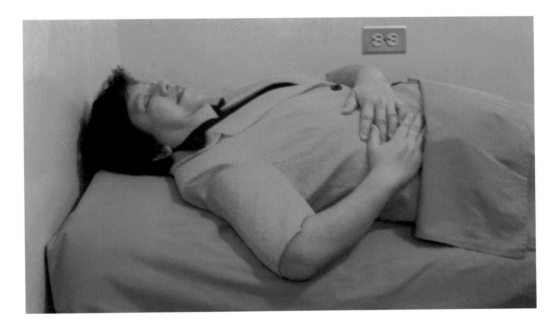

Causas de cetoacidosis diabética

- **Inicio** de **diabetes** mellitus tipo **1**
- **Abandono** del tratamiento con **insulina**
- Error en la **dosis** de la **insulina**
- **Infecciones** agudas de vías respiratorias, de vías urinarias, colecistitis, etc.
- **Infarto** del **miocardio**, infarto o hemorragia cerebral.
- **Traumatismos** graves
- **Estrés**
- **Fármacos**: glucocorticoides, tiazidas, difenilhidantoína, etc.

Tratamiento para la cetoacidosis diabética

El tratamiento para la cetoacidosis diabética debe ser inmediato, principalmente a base de **hidratación e insulina.**

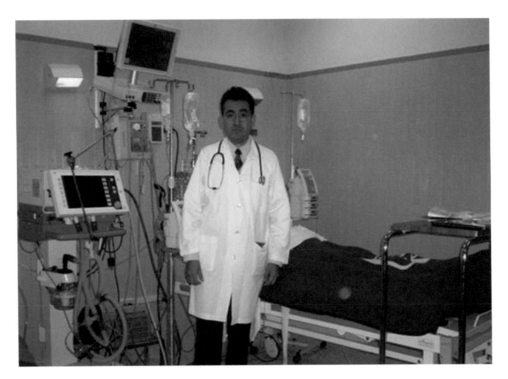

Capitulo IV

Conociendo las complicaciones crónicas de la Diabetes

Complicaciones crónicas de la diabetes

Las complicaciones crónicas de la diabetes también llamadas complicaciones tardías, son de evolución lenta, progresiva e irreversible, ocasionadas principalmente por las cifras altas de glucosa en la sangre en forma prolongada o repetida, **debido a un control inadecuado**.

Las principales complicaciones crónicas de la diabetes son: **infarto del miocardio, infarto cerebral**, **retinopatía** diabética, **insuficiencia renal crónica, neuropatía diabética, pie diabético** y **amputaciones**, entre otros, siendo las principales causas de discapacidad y muerte en todo el mundo.

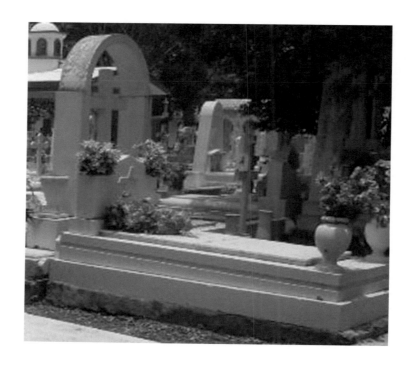

Infarto del miocardio

El infarto del miocardio es muy frecuente y es la causa principal de mortalidad en el paciente con diabetes.

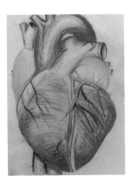

La sintomatología se caracteriza por dolor en tórax, opresivo, irradiado a hombro y brazo izquierdos, acompañado de sudor frío. Alrededor del 20 a 30% de los pacientes con diabetes no presentan esta sintomatología, a lo que se le llama infarto silente.

En todos los pacientes con diabetes se deben evaluar los factores de riesgo cardiovascular al menos una vez por año.

Para prevenir o retrasar el progreso de la enfermedad cardiovascular se debe **controlar la diabetes** y el resto de los factores de riesgo como el **tabaquismo, colesterol alto, hipertensión arterial, obesidad**, entre otros. Los pacientes con alto riesgo deben recibir aspirina.

Infarto cerebral

El infarto cerebral es la oclusión en una arteria cerebral, que produce la interrupción del flujo sanguíneo en determinado territorio vascular del cerebro, requiriendo atención médica inmediata, siendo causa frecuente de mortalidad y discapacidad.

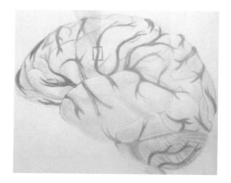

Las principales manifestaciones de un infarto cerebral son: **alteraciones en el lenguaje** (arrastra las palabras, utiliza palabras incorrectas o no puede hablar), **asimetría en la cara** (un lado de la cara no se mueve tan bien como el otro), y **fuerza disminuida de uno de los brazos** (un brazo tiene menos fuerza que el otro o no se mueve.

Las **estrategias preventivas** para infarto cerebral están encaminadas al **control de la diabetes** y del resto de los factores de riesgo principalmente **hipertensión** y **dislipidemia**.

Retinopatía diabética

La retinopatía diabética es la **complicación oftalmológica más grave** de la diabetes y se ha convertido en la **causa principal de ceguera** en personas con diabetes, sobre todo en el grupo de 20 a 74 años de edad. Es una causa importante de **discapacidad** que altera la calidad de vida, así como la economía personal y de la sociedad.

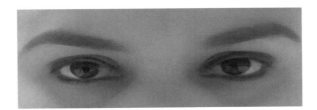

El **control estricto de la glucosa** en sangre previene o mejora la retinopatía diabética.

Debe **controlarse** la **hipertensión arterial**, y **evitarse** el **tabaquismo** por ser factores que empeoran la retinopatía.

La fotocoagulación con rayo láser es el tratamiento que se utiliza para detener la neovascularización antes de que las hemorragias repetidas causen daños irreparables que afecten gravemente la visión. La vitrectomía es eficaz en casos de hemorragia vítrea para separar el humor vítreo sanguinolento y las bandas de tejido fibroso que desprenden la retina.

Insuficiencia renal crónica

La insuficiencia renal es cuando los riñones **no** pueden realizar sus **funciones** de forma **adecuada**, las cuales consisten en filtrar la sangre del aparato circulatorio y eliminar los desechos o residuos del organismo a través de la orina.

La insuficiencia renal crónica es una de las complicaciones tardías más **graves** de la diabetes, en etapas avanzadas genera costos muy altos para el paciente y los sistemas de salud de todo el mundo. Es la segunda causa de muerte en pacientes con diabetes

Para **detectar** la **insuficiencia renal** crónica en el paciente con diabetes, se deben realizar análisis de laboratorio como **examen general de orina** para evaluar la excreción urinaria de **proteínas**, y **química sanguínea** para determinar los niveles de **urea y creatinina**, al menos una vez por año, de esta manera estimar el volumen de filtración glomerular y determinar el grado de enfermedad renal crónica (ERC), si es que existe.

Un buen control de la glucosa previene o retarda la enfermedad renal crónica.

Por tanto para evitar o **enlentecer el progreso** de la insuficiencia renal crónica es necesario **controla**r la **diabetes** y el resto de los factores de riesgo principalmente **hipertensión arterial**, **colesterol alto**, **ácido úrico alto**, **obesidad**, **y tabaquismo.**

En la dieta es importante disminuir el consumo de sal y de proteína (carnes).

En la insuficiencia renal crónica avanzada o terminal es necesario el **tratamiento** de reemplazo renal con **diálisis peritoneal, hemodiálisis o trasplante.**

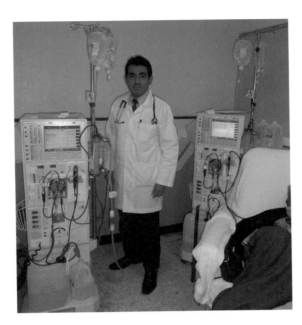

Neuropatía diabética

Se le llama neuropatía diabética a la **afección de los nervios craneales o periféricos** a consecuencia de la diabetes.

La sintomatología de la neuropatía diabético es muy amplia pero predomina la alteración en la sensibilidad manifestada por **dolor, ardor y adormecimiento** principalmente en las áreas distales de los **pies y manos**.

La neuropatía diabética autonómica favorece las arritmias cardiacas y la muerte súbita.

La neuropatía diabética es la complicación crónica de la diabetes que más afecta la calidad de vida, y es un factor importante en el desarrollo del pie diabético y uno de los datos pronósticos más concluyentes de su amputación.

El **tratamiento** debe dirigirse **primer**o a **controlar la glucosa**.

El **tratamiento para el dolor** puede ser: **imipramina, amitriptilina, carbamazepina, gabapentina, pregabalina**.

El **ácido tióctico** está indicado para el tratamiento etiopatogénico.

Pie diabético

Se le llama pie diabético a la presencia de **infección, úlceras y necrosis en los pies** de pacientes con diabetes mellitus.

El pie diabético se debe a la combinación de neuropatía diabética, mala circulación e infección sobreañadida, con frecuencia posterior a traumatismos que pueden iniciar la secuencia de ulceración, infección, gangrena y amputación.

El paciente con pie diabético no solo gasta mucho dinero para su tratamiento sino que puede quedar discapacitado por amputación el miembro pélvico afectado.

El **tratamiento** consiste en **antibióticos, curaciones**, y el adecuado **control** de los niveles **de glucosa**.

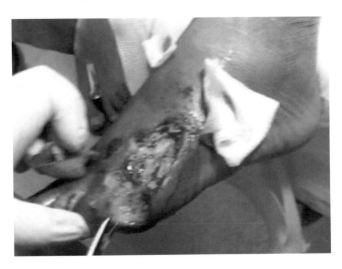

Disfunción eréctil

La disfunción eréctil o impotencia sexual, se define como la imposibilidad para mantener la erección del pene con suficiente rigidez para llevar a cabo el coito.

Su **prevalencia** es mayor en los pacientes con diabetes de larga duración con cifras altas de glucosa, por tanto para **disminuirla** es necesario **el buen control glucémico.**

El **sildenafilo, tadalafilo, vardenafilo**, son eficaces en la mejora de la disfunción eréctil en hombres con diabetes.

Capítulo V

Controlando las enfermedades asociadas a la diabetes

Hipertensión arterial

La hipertensión arterial sistémica es una enfermedad caracterizada por la **elevación persistente** de las cifras de **presión arterial**, siendo producto del aumento continuo de la resistencia vascular periférica traduciéndose en daño vascular generalizado.

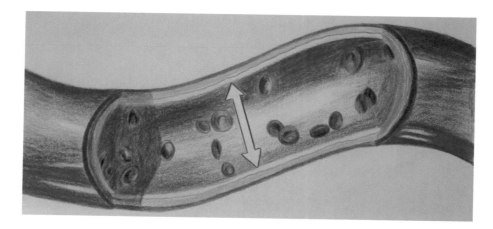

La hipertensión arterial es una enfermedad **asociada** con mucha frecuencia **a la diabetes**.

La hipertensión es uno de los principales factores de **riesgo** para complicaciones cardiovasculares como **enfermedad vascular cerebral, infarto agudo al miocardio, retinopatía, enfermedad renal crónica, etc.**

Tipos de hipertensión arterial

La hipertensión arterial **se clasifica** en 2 tipos **según la causa**:

1. La hipertensión arterial primaria o esencial, es aquella en la que se desconoce la causa; a este grupo pertenece hasta 95% de los adultos con hipertensión.

2. La hipertensión arterial secundaria, es la que presentan una causa bien definida de la enfermedad, los cuales comprenden entre 3 y 5% de la población adulta con hipertensión arterial.

La hipertensión arterial **se clasifica** de la siguiente manera **según las cifras**:

CATEGORIA	SISTOLICA	DIASTOLICA
Optima	< 120	< 80
Normal	**120 - 129**	**80 - 84**
Normal elevada	130 – 139	85 - 89
Hipertensión Grado 1	140 – 159	90 - 99
Hipertensión Grado 2	160 – 179	100-109
Hipertensión Grado 3	>180	>110
Hipertensión Sistólica aislada	>140	< 90

Cuándo checarse la presión arterial

El paciente con diabetes debe checarse la presión arterial (T/A) en cada visita médica.

En los pacientes con presión arterial sistólica mayor a 130 mmHg o presión arterial diastólica mayor a 80 mm Hg, se debe confirmar la presión midiéndola otro día.

Si se confirma una presión arterial sistólica mayor a 130 mm Hg o una presión arterial diastólica mayor a 80 mm Hg se establece el diagnostico de hipertensión arterial sistémica.

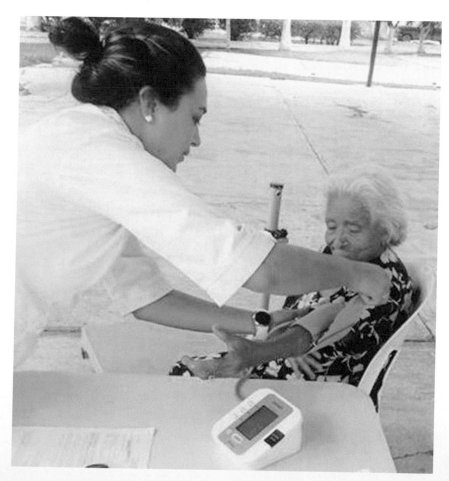

Técnica para medir la presión arterial

En posición sentada, con los pies en el suelo y el brazo sostenido a la altura del corazón, tras 5 minutos de reposo. El tamaño del manguito debe ser el apropiado para la circunferencia del brazo.

Los valores elevados se deben confirmar otro día.

Debido a los riesgos sinérgicos dela hipertensión y la diabetes, el límite para un diagnóstico de hipertensión es menor en personas con diabetes (presión arterial mayor a 130/80 mm Hg) que en aquellos sin esta enfermedad (presión arterial mayor a 140/90 mm Hg).

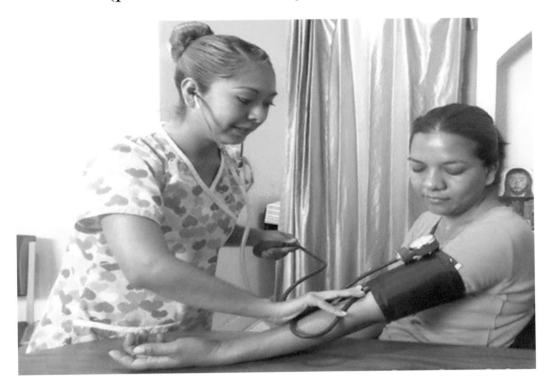

Tratamiento de la hipertensión arterial

Los pacientes con una presión arterial **sistólica de 130-139**mm Hg o presión arterial **diastólica de 80-89** mm Hg pueden recibir sólo un tratamiento dirigido a **mejorar los hábitos de vida** durante un máximo de tres meses; a continuación, sino se alcanzan los objetivos, se pueden añadir agentes farmacológicos.

Los pacientes con **hipertensión** más grave (presión arterial **sistólica mayor** a **140** o presión arterial **diastólica mayor a 90** mm Hg) al momento del diagnóstico o en el seguimiento deben recibir **tratamiento farmacológico** junto con instrucciones para mejorar los hábitos de vida.

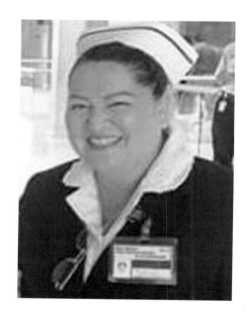

Hábitos a mejorar para controlar la presión arterial

Los hábitos de vida que se deben mejorar para controlar la hipertensión arterial son: disminuir el consumo de sal (sodio a <1500mg/día), aumentar el consumo de frutas y verduras (8-10 porciones/día), incrementar progresivamente la actividad física, y perder peso si el paciente es obeso.

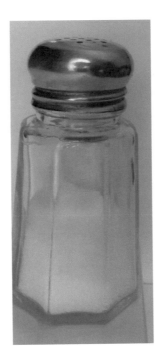

Medicamentos para controlar la presión arterial

Los medicamentos para controlar la presión arterial en los pacientes con diabetes son los siguientes:

1. Diuréticos como hidroclorotiazida, clortalidona o furosemide.
2. Betabloquedores como metoprolol, atenolol, etc.
3. Calcioantagonistas como amlodipino, nifedipino, diltiazem, etc
4. IECA (inhibidores de la enzima convertidora de angiotensina) como captopril, enalapril, lisinopril, etc.
5. ARA II (antagonista de los receptores de la angiotensina) como eprosartán, candesartan, losartan, valsartan, irbesartán, telmisartan, etc.

Los fármacos antihipertensivos preferidos en pacientes con hipertensión arterial y diabetes mellitus son los del grupo de los IECA y ARA II, aunque en realidad todos los grupos pueden utilizarse.

Los medicamentos IECA y ARA II están contraindicados durante el embarazo.

En general, se necesita tratamiento con múltiples fármacos (dos o más agentes en dosis máximas) para alcanzar los objetivos de presión arterial.

Meta de control de las cifras de presión arterial

Los objetivos o meta de control de las cifras de presión arterial en una persona con **diabetes más hipertensión** deber ser la sistólica menor a 130 mm Hg y la diastólica menor a 80 mm Hg. Es decir presión arterial **menor de 130/80mmhg,** para disminuir los episodios de enfermedad vascular cerebral, enfermedad cardiovascular y enfermedad renal crónica.

En **embarazadas con diabetes e hipertensión** crónica, se sugiere que el objetivo de presión arterial sea **110-129/65-79** mm Hg, para preservar la salud a largo plazo de la madre y reducir al mínimo las posibles alteraciones del crecimiento del feto.

Dislipidemia

Dislipidemia es la alteración de las grasas en la sangre del organismo, llamadas colesterol y triglicéridos, que en los pacientes con diabetes tipo 2, la prevalencia es alta, lo que contribuye a que tengan un alto riesgo de enfermedad cardiovascular.

El **colesterol** es una parte de las grasas que contienen los alimentos, pero también nuestro organismo lo produce.

Algunas personas tiene problema de utilizar el colesterol, lo que ocasiona que se deposite en las arterial y se formen placas de grasa que llamamos ateromas lo que puede ocasionar infarto en el corazón e insuficiencia vascular cerebral entre otros.

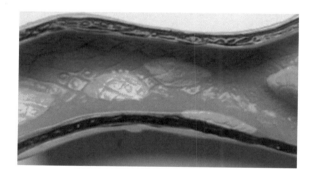

Las persona adultas con diabetes deben realizarse un estudio de lípidos en ayunas al menos una vez por año.

Para mejorar los niveles de colesterol se deben hacer cambios en los hábitos de vida centrados en reducir el consumo de grasa con colesterol, aumentar el consumo de vegetales y fibras viscosas (como avena, legumbres y cítricos), aumentar la actividad física, y perder peso (cuando sea necesario).

Los pacientes con diabetes entre 40 a 75 años de edad con colesterol LDL de 70 a 189mg/dl, deben recibir tratamiento farmacológico.

La prioridad del tratamiento de la dislipidemia es bajar el colesterol LDL a <100 mg/dl.

Los medicamentos llamados estatinas son los fármacos de elección para bajar el colesterol LDL, y los más utilizados son: atorvastatina, rosuvastatina, simvastatina, pravastatina, lovastatina, fluvastatina.

Obesidad

Es una enfermedad crónica, progresiva, multifactorial, que consiste en una **acumulación** anormal o **excesiva de grasa**.

El índice de masa corporal (**IMC**) igual o **mayor a 30 kg/m²** determina **obesidad**, y el IMC de **25 a 29.9 kg/m²** determina **sobrepeso**, en adultos.

El **IMC** se obtiene dividiendo el peso en kilogramos sobre la talla expresada en metros y elevada al cuadrado (**kg/m²**). O sea: **IMC = Kg/m²**.

El sobrepeso y la obesidad **se asocian** con incremento en la incidencia de diabetes, cáncer y enfermedad cardiovascular.

La circunferencia abdominal debe emplearse en conjunto con el IMC.

En los pacientes con sobrepeso o con incremento de la **circunferencia abdominal (>90 cm en el hombre y >80cm en la mujer) investigar** la presencia de **enfermedad cardiovascular.**

La dieta mediterránea (**frutas y verduras, aceite de oliva, nueces, vino tinto, pescado,** muy poca carne roja) puede ser útil para la reducción de peso corporal, especialmente cuando se restringe en calorías, se asocia a **actividad física** y tiene una duración mayor a 6 meses.

Se debe **disminuir** la ingesta de alimentos de alta densidad energética (**alimentos que contienen grasa de origen animal, dulces y bebidas azucaradas,** limitar la ingestión de "comida rápida" y de alcohol.

Es importante realizar **actividad física** de intensidad **moderada** aproximadamente **225 a 300 min/semana**.

El **tratamiento farmacológico** autorizado es el **orlistat**, y se debe utilizar como auxiliar al tratamiento dietético y la actividad física.

Capítulo VI

Previniendo la Diabetes y sus complicaciones

Prevenir la diabetes

Para prevenir la diabetes se debe llevar un estilo de vida saludable, que consiste en **alimentación sana**, limitando o evitando la ingesta de bebidas azucaradas, ingiriendo poca grasa, prefiriendo una alimentación alta en fibra y alimentos con granos enteros, así como también teniendo una **actividad física regular** (150min/semana), para mantener un **peso ideal**, y los que ya tienen obesidad perder peso.

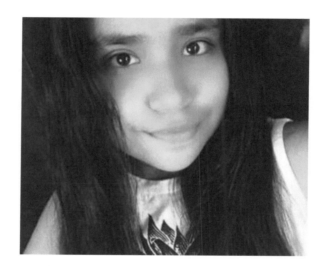

Prevenir las complicaciones de la diabetes

Para prevenir las complicaciones crónicas de la diabetes es necesario su **detección oportuna**, e inmediatamente recibir **educación en diabetes**, lo que permitirá, **modificar** los **hábitos inadecuados**, llevando una **alimentación correcta**, realizando **ejercicio planeado**, **disminuyendo de peso** si hay obesidad, teniendo a**pego** y **ajustando la dosis** del **tratamiento farmacológico**, para mantener los **niveles de glucosa** en sangre en rangos aceptables (en **ayuno** entre **80 a 130mg** y **2 horas después de haber comido menos de 180mg%**, así como una **hemoglobina glucosilada menor a 7%**); sin olvidar **controlar** el resto de los factores de riesgo cardiovascular asociados como **hipertensión, colesterol, triglicéridos, ácido úrico, y dejar de fumar**. De esta manera logrará prevenir o **retrasar el progreso de las complicaciones crónicas** de la diabetes.

Printed in the United States
By Bookmasters